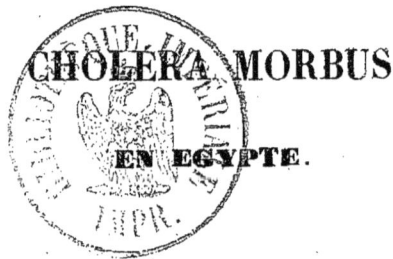

CHOLERA MORBUS
EN EGYPTE.

CHOLÉRA MORBUS

EN EGYPTE

PAR

Le Prince J. ZAGIELL,

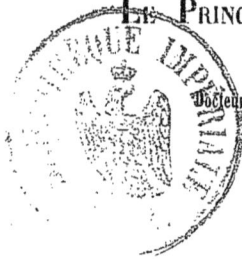

Docteur en médecine au Caire.

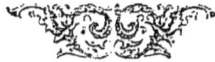

MARSEILLE

IMPRIMERIE ET LITHOGRAPHIE SENÉS, RUE PARADIS, 36

1865.

CHOLÉRA MORBUS

EN EGYPTE.

Au mois de mars 1865, le choléra se leva des bords du Gange, son lit perpétuel, et, pendant vingt-deux jours, sans sortir du pays, prit le caractère épidémique ; ensuite, poussé par le vent sud-ouest, il prit son essor, se divisant en deux colonnes atmosphériques ; l'une s'avança vers l'Arabie, accompagnant les pèlerins indiens jusqu'à la Mecque et Médine, prenant parmi eux, pendant la durée du voyage, bon nombre de victimes ; l'autre, non moins terrible, s'avança par l'Afghanistan, vers Cachemire et la Boukharie, et de là se fraya un passage dans les provinces russes asiatiques, et en Russie d'Europe accompagnant la caravane des négociants.

La colonne sud-ouest ne s'arrêta que quinze jours sur l'Arabie, parce que le vent du sud (khamsin) et la chaleur tropicale sèche de l'Arabie Heureuse s'opposaient par leurs conditions peu favorables au développement et à la persistance du fléau.

C'est alors que l'épidémie, entrant dans les rangs des pèlerins égyptiens, les suivit jusque dans leur pays de la même façon que les pèlerins indiens. Sa première halte fut à Alexandrie, ville humide située entre la mer et le lac Mariotis entouré de marais immenses, elle y séjourna trois semaines, effrayante, terrible ; avide de victimes nouvelles, elle fit irruption dans les villes et villages d'Egypte y répandant le deuil et la mort.

L'épidémie s'est maintenue à Alexandrie dans son plus haut degré de force pendant vingt-trois jours, tandis qu'au Caire et dans les autres villes d'Egypte où la température est plus sèche elle ne dura que douze jours ; après ce terme, l'épidémie commença à diminuer de jour en jour.

Causes atmosphériques du choléra-morbus. — Tout le monde accuse la composition de l'air pendant l'épidémie du choléra et prononce le mot *miasme.*

Voyons d'abord quelle est la composition chimique et physique de l'atmosphère miasmatique : d'après MM. Schœnbein, Bœkel et Wolf, il y a absence d'ozone dans l'air atmosphérique ; n'y aurait-il pas plutôt prédominance d'acide carbonique dans l'air épidémique ?

Nous avons, pendant la dernière épidémie, fait de nombreuses recherches d'ozone en Syrie, à Beyrouth, et notre papier ozonométrique, préparé d'après la méthode de Shœnbein, était d'un bleu très-foncé pendant la période de plus grande mortalité ; au Caire et à Choubrah, chez S. A. le prince Halim-Pacha, le papier ozonométrique prit une teinte pareille à la dernière période de la maladie, alors que la mortalité était seulement de trois par jour. Nous sommes donc porté à croire, d'après les expériences en contradiction avec celles ci-dessus précitées, que l'ozone ne joue aucun rôle dans la composition chimique et physique de l'atmosphère miasmatique pendant l'épidémie du choléra.

La température, au Caire et dans ses environs, est excessivement sèche, et de tous côtés, dans un rayon de vingt lieues carrées, il y a absence complète de marécages.

Si nous faisons provenir des miasmes les causes de l'épidémie, avant tout nous devons connaître de quels éléments la matière miasmatique est composée.

Pourquoi l'épidémie suit-elle un courant d'air, pourquoi un quartier de la ville où se dirige le courant est-il plus attaqué que l'autre ? pourquoi la saison humide, un pays bas, un hémisphère du nord, et les endroits marécageux, malpropres, reserrés, mal aérés, les hôpitaux surtout sont-ils plus favorables au développement du choléra que les endroits secs d'un climat tropical et ceux d'une altitude de 400 à 800 mètres sur les montagnes calcaires?

Sur cette question, qui est un mystère pour la science, nous pouvons répondre, à notre point de vue, qu'incontestablement les pays bas, humides, les endroits malpropres, mal aérés, les caves. les prisons, etc., où l'air contient au moins 4 pour 100 d'acide carbonique, atmosphère à demi fermentée, donnent naissance à différentes espèces d'animalcules, d'infusoires, source certaine, incontestable de l'épidémie dans certaines contrées, épidémie qui persiste jusqu'à ce que l'air soit purgé de cette infection.

En 1849 et 1852 nous avons observé en Russie que, dans tous les endroits bas et humides, dans les hôpitaux, dans les prisons, l'épidémie régnait avec une telle violence, que la majeure partie des individus habitant ces foyers empestés servaient de pâture au fléau : tandis que dans les endroits plus élevés, dans les terres sablonneuses, dans les villes et villages enveloppés de sapins, l'épidémie, comme repoussée, était presque impuissante, à tel point que malgré la présence du choléra pendant deux années dans ces contrées, plusieurs villes ainsi situées ont été protégées contre son atteinte.

Autre exemple : le choléra s'installa à Pétersbourg pendant quatre années. Pourquoi ? parce que cette ville est bâtie sur les marécages et qu'elle en est entourée comme d'une ceinture.

Selon nous donc, les principales causes du choléra épidémique sont : une atmosphère où il y a prédominance d'acide carbonique et développement, dans cette condition, d'une certaine espèce d'animalcules différents de tous ceux qui entrent dans la composition normale de l'atmosphère.

Ces animalcules, absorbés par les voies respiratoires empoisonnent plus ou moins chaque individu respirant l'air où l'épidémie commence à se répandre, et augmentent en raison de la mortalité qu'ils accroissent à leur tour.

La marche du choléra obéit à un courant d'air.

Les navigateurs, d'après Ehrenberg, rencontrent souvent une pluie de poussière, contenant les débris de dix-huit espèces d'infusoires à carapaces siliceuses, à trois cent-quatre-vingts milles marins de la côte d'Afrique et à la hauteur du Cap-Vert. Ce sont des faits historiques acquis à la science, que les cendres du Vésuve ont été transportées à Venise et en Grèce. En 1794, les cendres du même Vésuve enveloppèrent d'un nuage épais le fond de la Calabre, distant de cinquante lieues. En 1766, d'après Oloffen, les cendres du mont Hécla produisirent une telle obscurité à Claumba, ville placée à cinquante lieues du volcan, qu'on ne pouvait s'y diriger qu'à tâtons. Les cendres du volcan de Consiguina, dans la Guatemala, ont été transportées en janvier 1835 jusqu'en Jamaïque, éloignée de 1,200 kilomètres. De Candolle, pendant son séjour sur la côte de Bretagne, habituellement battue par les vents du sud-ouest, prétend avoir trouvé sur les arbres, à Quimper-Corentin, deux lichens, le stricta crocata et le physcia flavicans, qui n'avaient encore été trouvés qu'en Jamaïque.

Tous ces exemples ne sont-ils pas la preuve que les

miasmes moléculaires, obéissant à la même force de locomotion, peuvent être aussi transportés d'un bout du monde à l'autre, par la force du courant d'air (avec tendance à suivre plus particulièrement la direction du nord-ouest), et chose digne de remarque, c'est que jamais on n'ait observé que la marche de l'épidémie fût contraire au courant; en cela nous sommes d'accord avec les observations de M. Marc d'Espine.

Nous savons que le vent à peine sensible parcourt par heure 4 kilomètres; brise légère, 7 kilomètres; très-forte brise, 36 kilomètres; vent impétueux, 54 kilomètres; on comprend dès lors les différences de vitesse dans le passage de l'épidémie d'un endroit à l'autre.

Pourquoi l'épidémie, dans sa course, franchit-elle, sans les atteindre, certaines villes et villages? La raison en est bien simple : c'est que les miasmes moléculaires poussés par un vent impétueux sont retenus éloignés de la terre, absolument comme les sauterelles. qui, portées sur les ailes du vent, traversent certaines localités sans y produire le moindre ravage. C'est pour cela que nous voyons toujours les premières attaques de l'épidémie se manifester pendant la nuit, parce qu'alors, en général, le vent cessant, les molécules descendent vers la terre, empoisonnant pendant le calme du sommeil les habitants qui les aspirent.

Pourquoi aussi. l'épidémie ne se développe-t-elle

pas sur les montagnes au-dessus de 1,000 mètres ?

C'est parce que d'un côté, la pression atmosphérique s'oppose à l'existence des animalcules miasmatiques ; de l'autre, parce qu'au delà de 400 mètres l'air est presque privé d'acide carbonique, base essentielle au développement des animalcules miasmatiques.

Il est encore une observation digne de remarque, et que nous fîmes en 1849 et 1852 en Russie, et cette année à Beyrouth, pendant la durée du choléra, c'est la présence d'une certaine odeur spéciale , comme aromatisée (odor cholerica); probablement cette odeur était l'effet des matières organiques en suspension dans les vapeurs de l'air, et produites par les portions moléculaires emportées avec l'eau volatilisée par la chaleur solaire.

Le choléra est-il une maladie contagieuse ? D'après nos recherches le choléra ne peut se communiquer par le toucher, de même que la contagion ne peut se transmettre d'un individu malade à un individu sain, soit par le contact immédiat de la personne malade, soit par le toucher de vêtements ayant appartenu à cette personne, et nous soutenons que la maladie est seulement communiquée par l'air spécial qui a apporté l'épidémie.

Les principes morbifiques n'appartiennent donc pas à un virus, mais aux miasmes moléculaires répandus dans l'atmosphère, lesquels empoisonnent par le contact avec la membrane muqueuse de l'appareil respiratoire et le système cutané.

Le choléra se transmet d'individu à individu indépendamment, jusqu'à un certain point de conditions atmosphériques.

Les lieux où se dégagent les principes pathogéniques, sont des foyers qui n'ont d'action que sur les individus placés dans leur sphère d'activité et chez lesquels existe déjà une prédisposition particulière, accompagnée de troubles moraux favorisant l'action d'un air miasmatique contagieux.

Ces individus, une fois atteints de la maladie, deviennent eux-mêmes des foyers d'infection, versant dans l'atmosphère les molécules animales susceptibles de transmettre l'épidémie à d'autres individus également prédisposés. Alors ce n'est pas par le contact d'individu à individu que le choléra empoisonne, mais bien en altérant l'air ambiant, qui est respiré par les individus habitant les endroits épidémiques.

I

TRAITEMENT.

Comme traitement préservant, se soumettre à un sage régime, éviter toute nourriture indigeste, comme les fruits verts, les légumes en abondance, etc. Ne pas boire d'eau sans la couper d'un spiritueux quelconque, tel que du cognac, le rhum surtout ; pendant le repas, faire usage de vin pur, mais avec modération s'abstenir des bains froids, porter de la flanelle, éviter les courants d'air dans les maisons ; dans la journée, bien aérer le logement en ouvrant les croisées qui doivent être fermées pendant la nuit.

II

TRAITEMENT PENDANT LA PÉRIODE D'INCUBATION.

Dans cette période, nous avons, en Russie, en 1849-1852-1853, à Beyrouth et en Égypte en 1865, obtenu un succès complet par l'emploi du médicament suivant ;

Acétate de plomb.
Extrait d'opium vineux, ãã 0, 30 centigr.
Extrait de guaco.
Extrait de monesia, ãã 4 grammes.

Mêlez, et, avec quantité suffisante de sirop de gmgembre, faites 24 pilules.

Prendre une pilule d'heure en heure jusqu'à complète action du médicament. En général, il n'est guère nécessaire d'administrer de 5 pilules pour arrêter la diarrhée cholérine dès sa naissance. Quand l'action de ces pilules ne produisait pas un effet complétement satisfaisant, nous faisions prendre, de demi-heure en demi-heure, 15 à 20 gouttes du médicament suivant, dans une demi-tasse d'infusion de mélisse :

> Teinture de guaco.
> Teinture d'opium (simplex).
> Teinture de guarana (paulinia).
> Teinture de noix vomique.
> Teinture éthérée de succin.
> àâ 15 grammes,
> Mêlez.

Dans la première période du choléra confirmé, nous prescrivîmes, de dix minutes en dix minutes, le remède suivant :

> Essence de cajeput.
> Essence de camomille, àâ 1 gramme.
> Ether sulfurique, 16 grammes.
> Teinture de valériane ammoniacale.
> Solution arsenicale de Fowler.
> àâ 4 grammes.
> Mêlez.

Prendre de 12 à 15 gouttes et même jusqu'à 20, de dix minutes en dix minutes, dans une cueillerée d'infusion chaude de mélisse, jusqu'à ce que la réaction s'opère.

Contre les crampes, nous prescrivions comme traitement externe le remède suivant :

> Teinture de poivre long.
> Teinture éthérée de moutarde.
> Esprit de sel ammoniacal, ââ 30 grammes.
> Vératrine et aconitine, ââ 50 centigr.
> Mêlez.

Frottez vivement avec de la flanelle, jusqu'à complète disparition des crampes. En même temps faire boire au malade une infusion chaude de menthe anglaise fortement aromatisée d'eau de mélisse des Carmes.

En résumé, d'après nos expériences nous avons l'intime conviction que la meilleure et la plus efficace méthode, pour le traitement du choléra, ce sont les excitants, astringents, les narcotiques légers et les antispasmodiques.

Le traitement, par cette méthode, est tellement satisfaisant, que j'en ai obtenu les plus brillants et les meilleurs résultats.

Par ce traitement, la muqueuse intestinale se fortifie, la décomposition du sang s'arrête, il empêche également la transsudation de la sérosité du sang et la coagulation dans les gros vaisseaux, excite les nerfs vaso-moteurs à demi paralysés et ramène la circulation dans les vaisseaux périphériques et en même temps la chaleur du corps.

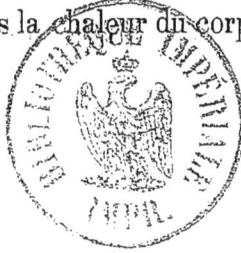

100

www.ingramcontent.com/pod-product-compliance
Lightning Source LLC
Chambersburg PA
CBHW050358210326
41520CB00020B/6360